Traitement kinésithérapique de la syringomyélie

(ses indications et ses contre-indications)

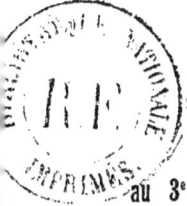

RAPPORT

au 3e Congrès de Physiothérapie des Médecins de langue française

(Avril 1911)

PAR LE

Dr P. KOUINDJY

Chargé du service de Rééducation et de massage à la Clinique Charcot
de la Salpêtrière

POITIERS

IMPRIMERIE MAURICE BOUSREZ

4, rue Saint-Porchaire, 4

—

1911

Traitement kinésithérapique de la syringomyélie

(ses indications et ses contre-indications)

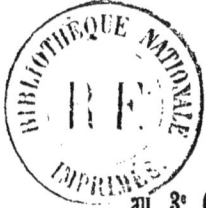

RAPPORT

au 3e Congrès de Physiothérapie des Médecins de langue française

(Avril 1911)

PAR LE

Dr P. KOUINDJY

Chargé du service de Rééducation et de massage à la Clinique Charcot
de la Salpêtrière

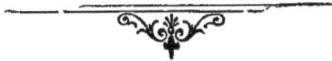

POITIERS

IMPRIMERIE MAURICE BOUSREZ

4, rue Saint-Porchaire, 4

—

1911

Traitement kinésithérapique de la syringomyélie

(ses indications et ses contre-indications)

Par le Dr P. Kouindjy

Chargé du service de Rééducation et de massage à la Clinique Charcot de la Salpêtrière

La bibliographie sur l'application de la kinésithérapie dans le traitement de la syringomyélie est, autant que nous le sachions, excessivement pauvre. Il est vrai aussi, que, d'une façon générale, le traitement de cette affection nerveuse a fait très peu de progrès et que, malgré les nombreux et remarquables travaux publiés sur la question depuis qu'Ollivier, d'Angers, a décrit pour la première fois la syringomyélie en 1837 (1), aucun des neurologistes n'a abordé d'une façon plus ou moins complète le traitement de cette maladie de la moëlle épinière. Rauzier, de Montpellier, a bien essayé de donner un ensemble des moyens thérapeutiques utilisables dans la syringomyélie (2). Mais il consacre plus de places à la description clinique de l'affection que de son traitement. En ce qui concerne ce dernier, il décrit bien l'emploi de quelques moyens internes, comme les spécifiques en cas de syphilis, les tonifiants, les modificateurs de la nutrition et dit très peu de choses du traitement symptomatique de cette maladie. Et, cependant, peu d'affections du système nerveux présentent un aussi vaste champ pour l'application des agents physiques comme la syringomyélie.

Nous espérons faire ressortir par la suite les indications de la kinésithérapie et de ses éléments dans le traitement de la syringomyélie. Mais, dès le début de ce travail, nous pouvons dire que plusieurs symptômes cardinaux de cette affection sont tributaires des agents physiques en général et de la kinésithérapie en particulier.

L'application de la kinésithérapie dans le traitement de la syringomyélie ne peut être envisagée qu'à trois points de vue : étiologique, pathologique, symptomatologique. Nous allons, par conséquent, étudier, d'abord, la possibilité d'une kinésithérapie

(1) Ollivier, d'Angers : Traité de la moëlle épinière et de ses maladies ; 1837.
(2) G. Rauzier : Traitement de la syringomyélie. — Traité de Thérapeutique appliqué du Prof. Robin. Chapitre XXVIII.

étiologique, ensuite, d'une kinésithérapie pathogénique, et, enfin, la justification d'une kinésithérapie symptomatologique.

La syringomyélie présente une étiologie très complète, et il est matériellement impossible de baser sur elle un traitement rationnel quelconque. Que n'a-t-on pas indiqué, comme causes occasionnelles de la syringomyélie ? le froid, le surmenage, l'humidité, la grossesse, les fausses couches, la syphilis, la lèpre, les maladies infectieuse, l'hérédité neuropathologique, etc. Guillain accuse dans sa thèse inaugurale, tout spécialement le traumatisme. Pour lui, la syringomyélie a souvent comme début une chute, un coup, le traumatisme obstétrical, une plaie qui agirait par névrite ascendante, etc. (1). Lejonne et Chartier rapportent un cas de syringomyélie à la suite de l'écrasement de l'index droit (2). Philippe et Oberttur, citent dans leur remarquable travail sur la pathogénie de la syringomyélie deux cas, ayant comme point de départ la chute, un cas — la tuberculose pulmonaire, un cas — la coxalgie, un cas avec rhumatisme, et un cas avec grippe comme début de l'affection (3). Leyden, Schleisinger, Dufour décrivent comme cause fréquente de la syringomyélie l'anomalie du développement du canal central de la moëlle épinière. Preobrajensky a même décrit la syringomyélie familiale et Fernamini, celle qui est, à la fois, familiale et héréditaire. De tout ce qui précède, il résulte, que baser un traitement kinésithérapique sur l'étiologie de la syringomyélie est chose presque impossible.

De même, il est très difficile de baser un traitement kinésithérapique sur la pathogénie de la syringomyélie. La cavité médullaire qui forme la lésion centrale, occupe dans une série de cas le canal central de la moelle, lequel contribue à former les parois de la cavité. Dans une autre série de cas, on trouve la cavité derrière ou autour du canal central, soit en forme de fente prolongée, soit en forme d'une bourse avec un ou plusieurs étranglements. D'après Cornil et Ranvier, le gliome ne serait autre chose qu'une hyperplasie de la névroglie. Pour Preobrajensky, la prolifération névrologique occasionne une inflammation chronique de l'épendyme qui, dans la majorité des cas, ne serait autre chose qu'une anomalie congénitale (4). La prolifération névrologique commence autour du canal central et se propage dans d'autres régions de la moelle épinière, formant ainsi une ou plu-

(1) Guillain, thèse de Paris, 1902.
(2) Lejonne et Chartier. Société de Neurologie — 19 janvier 1907.
(3) Philippe et Oberttur: Contributions à l'étude de la syringomyélie. Arch. de Méd. expérim n° 5, 1900.
(4) Preobrajensky : Pathogénie de la syringomyélie. Congr. Inter. de Médecine de 1900.

sieurs cavités. De cette façon, on a décrit un gliome simple (neu-rogliome), un gliosacrome, un gliome télangiectasique. Marinesco a décrit une syringomyélie pachyméningitique produite par com-pression (1), Philippe et Oberttur vont plus loin et disent que, « dans un certain nombre de cas, décrits autrefois comme de la pachyméningite, le diagnostic doit être revisé en faveur de la syringomyélie (2) ». Pour Brissaud et Rosenblath, la syringo-myélie serait même consécutive à la pachyméningite. Pour Phi-lippe et Oberttur, les deux processus sont cependant séparés et se développent simultanément. Ces auteurs acceptent que, dans un moment donné, les lésions méningitiques agissent sur la lésion mé-dullaire par stase ou par œdème et occasionnent ainsi les foyers lacunaires formant la cavité centrale de la syringomyélie.

Claude, Vincent et Lévi-Valensi viennent de publier un cas d'épendymite subaiguë avec hydrocéphalie et syringomyélie. L'hy-drocéphalie coexistait avec des formations cavitaires de la moelle (3).

Ainsi, la description schématique que nous venons de faire de la pathogénie de la syringomyélie, nous montre qu'au point de vue kinésithérapique nous n'avons pas d'indications nettes de son application dans le traitement de cette affection, sauf en ce qui concerne l'application de la suspension et principalement, de « la suspension oblique », selon l'expression de notre regretté collègue, F. Lagrange (4), ou de « l'extension », comme nous avons appelé la suspension faite au moyen d'un plan incliné. Chipault, dans une communication présentée au Congrès International de Médecine de 1900 sur « l'élongation permanente de la moelle dans l'ataxie et les myélopathies scoliogènes », cite l'effet heu-reux obtenu par l'élongation chez les syringomyélites. On cons-tate chez ces derniers « la disparition des douleurs rachidiennes, la rétrocession des troubles sensitive et trophique (5) ». Ostankoff assistant de Bechtereff, a appliqué l'extension dans six cas de sy-ringomyélie et a obtenu une amélioration dans deux cas, un état stationnaire dans trois cas et un résultat douteux. Dans un cas de syringomyélie, 16 séances de suspension ont produit les modifica-tions suivantes : le volume des muscles de membres inférieurs ont

(1) Marinesco : Syringomyélie primitive et syringomyélie secondaire. Con-grès de Bordeaux 1895.
(2) Philippe et Oberttur : Contribution à l'étude de la syringomyélie. 1900. p. 417.
(3) Henri Claude, Vincent et Levi-Valensi, Epindymite subaigüe Presse Méd. 1911 no 12.
(4) F. Lagrange. Les mouvements méthodiques et la mécanothérapie, p. 453 1899.
(5) Chipault. De l'élongation permanente. Congrès de Médecine de Paris 1901.

augmenté, la sensibilité à la douleur est revenu, ainsi que la réaction faradique des muscles ; la douleur de la colonne vertébrale a presque totalement disparu, ainsi que la douleur de la région lombaire, diminution de la paresthésie, le malade commença à se tenir plus droit (1). Nous avons également utilisé la suspension oblique ou la suspension sur plan incliné et dans les quelques cas que nous avons eu l'occasion de traiter, nous avons constaté une amélioration surtout de la station debout ; nos malades se tenaient mieux après chaque séance d'extension ; les douleurs rachidiennes diminuaient sensiblement ; mais, comme notre traitement se compose, en outre, du massage méthodique, de la mécanothérapie et de la rééducation, nous avons également constaté des améliorations d'autres symptômes de l'affection, de l'atrophie musculaire, de la sensibilité profonde, des arthrites, de la marche, des mouvements, etc.

Comment peut agir, dans la syringomyélie, l'extension ou la suspension sur plan incliné ? Plus loin, lorsque nous discuterons la kinésithérapie symptomatologique, nous verrons que l'extension agit favorablement sur l'un des symptômes cardinaux de la syringomyélie ; la déviation de la colonne vertébrale. Mais, nous sommes de l'avis de beaucoup d'auteurs, qui ont étudié spécialement la suspension, que celle-ci agit sur le processus même de la lésion médullaire. Nous avons traité en détails cette question dans notre travail sur l'extension et son application dans le traitement des maladies nerveuses (2). Pour Motchotkovsky, Slumine, Hamilton, Hégar, Morton, Gille de la Tourette, Chipault et d'autres, la suspension produit un allongement de la colonne vertébrale qui, d'après les uns, serait de 3 à 5 centimètres, pour les autres de 25 millimètres. La moelle épinière suit le mouvement de la colonne vertébrale et s'allonge à son tour. Cet allongement produit une hypérémie du centre cérébro-spinal. Slumine explique cette hypérémie par l'excitation de la dure-mère (3). Althans attribue l'action hypérémique de la suspension à la déchirure des adhérences méningitiques chroniques. Pour Bogroff, l'hypérémie de la moelle épinière produite par la suspension, n'est autre chose qu'une congestion *à vacuo* : le vide obtenu entre le crâne et la dure-mère agit comme une ventouse qui entraîne une augmentation du volume des vaisseaux du cerveau, de ses méninges et surtout de la substance grise (4). Des expériences entreprises

(1) Ostankoff : l'extension de la colonne vertébrale. Recueil des travaux de la clinique des maladies nerveuses de Saint-Pétersbourg. 1900.
(2) Kouindjy : De l'extension dans le traitement des maladies nerveuses. Archives de Neurologie 1902 nᵒˢ 73 et 74.
(3) Slumine : Action de la suspension sur la pression intravertébrale. Thèse — St-Pétersbourg, 1891.
(4) Bogroff : Contributions au traitement des maladies nerveuses par la suspension Wiest de psychol. et de neurologie ; 1891.

par cet auteur, il résulte que la suspension produit un appel du sang veineux dans la cavité intra-rachidienne, ce qui expliquerait l'action hypérémique de l'extension sur les lésions de la moelle épinière. Si cette action, constatée expérimentalement chez les animaux et les cadavres, peut intervenir pour expliquer l'action favorable de la suspension chez les tabétiques, pourquoi n'interviendrait-elle pas pour agir dans les cas de syringomyélie, puisque ici la suspension produit les mêmes effets d'hypérémie intra-rachidienne et, par conséquent, doit donner les mêmes résultats que dans le tabes.

Nous pouvons donc admettre que la suspension, par son action hypérémique sur la moelle épinière, peut modifier dans une certaine mesure l'état hyperplasique de la lésion médullaire, soit en décongestionnant les méninges, soit en arrêtant la prolifération de la névroglie. En tout cas, au point de vue pathogénique, l'application de la suspension sur plan incliné dans le traitement de syringomyélie est une des premières indications dont tout kinésithérapeute doit tenir compte, s'il veut intervenir d'une façon efficace dans le traitement des affections médullaires.

Si l'étiologie et la pathogénie présentent peu d'indications pour l'intervention kinésithérapique dans le traitement de la syringomyélie, par contre, la symptomatologie de cette affection offre un vaste champ, où tous les agents composant la kinésithérapie trouvent leurs indications. Prenons d'abord ce que Preobrajensky appelle la triade symptomatique de la syringomyélie : l'atrophie musculaire, la dissociation syringomyélique de la sensibilité et les troubles trophiques, surtout la déviation de la colonne vertébrale.

Nous savons déjà depuis longtemps le rôle important joué par le massage méthodique dans le traitement de l'atrophie musculaire même d'origine nerveuse. Nous avons étudié l'action du massage méthodique sur les muscles hypotonifiés (atonie, parésie et atrophie) maintes fois et il serait trop long d'aborder ici la massothérapie de l'atrophie musculaire pour prouver la nécessité de masser les muscles atrophiés des syringomyéliques. On pourrait nous objecter, comme du reste, on nous a déjà objecté, quand nous avons prôné le massage méthodique chez les tabétiques, qu'il s'agit ici d'une atrophie d'origine centrale et, par conséquent, on ne voit pas bien ce que pourra faire le massage, ce vulgaire agent physique, dans leur traitement. Pourtant, combien de tabétiques ont déjà tiré un grand profit du massage, lequel rétablissant la nutrition propre de leurs muscles malades relève leur tonicité et d'un muscle hypotonifié arrive à faire un muscle actif

et résistant. Quelle que soit la lésion centrale, qui a occasionné l'atrophie musculaire, le fait est certain que le massage méthodique finit par restaurer sinon intégralement du moins partiellement la force musculaire des muscles malades. Si l'atrophie musculaire d'un muscle n'est pas trop avancée, on peut affirmer d'avance que, par le massage méthodique, on arrivera à arrêter pour un temps plus ou moins long la marche progressive de cette atrophie. Il faut intervenir de bonne heure et juste au temps. Souvent la kinésithérapie précoce change le tableau symptomatique et contribue parfois à modifier le pronostic, si ce n'est pas le diagnostic lui-même. Nous connaissons l'effet favorable du massage méthodique dans le traitement des hémiplégiques, les polynévrites, polymyélites et d'autres affections du centre nerveux, affections dans lesquelles le pronostic fut toujours le plus sombre. Chez les malades atteints d'atrophie musculaire de n'importe quelle origine, nous arrivons à ralentir d'abord la marche de l'atrophie, ensuite, à l'arrêter, si cela est possible, et à augmenter la force musculaire des muscles malades. Comme la syringomyélie est, en général, une affection à une évolution relativement très longue, de 10 à 40 ans, la massothérapie ayant pour but de stimuler la tonicité musculaire, devient un traitement de choix de l'atrophie musculaire de la syringomyélie. Pour mieux expliquer cette dernière formule, nous nous permettrons de faire une petite excursion dans le domaine d'anatomie-pathologique de l'atrophie musculaire en général. Les travaux de Marinesco (1), de Raymond, de Philippe (2) et d'autres neurologistes ont démontré que le processus atrophiant d'un muscle ne se produit jamais en bloc, mais par îlots. Dans une coupe d'un muscle atrophié on trouve au côté d'un ou plusieurs îlots des fibres musculaires dégénérées les îlots de fibres musculaires en voie de dégénérescence et les îlots de fibres musculaires absolument saines. Ce processus dégénératif d'un muscle causé par une lésion centrale ne se manifeste que par une perturbation de la nutrition propre de la fibre musculaire par suite de l'arrêt de la circulation propre de chacune de ces fibres. Il n'est pas douteux que dans la syringomyélie où la lésion médullaire évolue très lentement (nous parlons des syringomyélies chroniques), la distribution de l'atrophie musculaire progressive doit se faire également par îlots et d'une façon graduelle. Il suffit, par conséquent, de modifier la circulation intime de chaque fibre musculaire pour modifier la nutrition propre du muscle et arrêter, pour ainsi dire,

(1) **Marinesco** : Recherches sur l'atrophie musculaire et la contracture dans l'hémiplégie organique. Serv. Méd. 1898
(2) **Prof. Raymond.** Leçons de clinique des maladies nerveuses 1900 p. 284.

la marche progressive de cette atrophie. Une fois que l'atrophie ne progresse plus, les îlots des fibres saines reprennent leur développement sous l'influence du massage méthodique, prolifèrent ou bien se fortifient et permettent ainsi au muscle, entraîné par des exercices de rééducation, d'accomplir le travail demandé. Si ce muscle ne reprend plus son volume antérieur, ce qui arrive neuf fois sur dix, les exercices raisonnés de la rééducation suffisent pourtant pour l'entraîner à exécuter les mouvements nécessaires. Si le nombre de fibres musculaires actives est moindre, leur qualité est meilleure. Grâce à la kinésithérapie, nous pouvons affirmer que, dans un groupe musculaire en voie d'atrophie, nous arrivons à remplacer la quantité par la qualité, d'où il suit que l'intervention kinésithérapique doit être précoce et le traitement de l'atrophie musculaire commencé de bonne heure.

Dans le traitement de l'atrophie musculaire des syringomyélies, il faut, en outre, tenir compte de la différence des tonicités des groupes musculaires antagonistes. Nous avons eu déjà l'occasion de nous expliquer plusieurs fois à ce sujet (1), nous ne faisons que résumer ici notre façon d'agir. Chaque fois que nous sommes appelés à masser une atrophie musculaire syringomyélitique, nous massons toujours les groupes musculaires atrophiés et nous laissons tranquilles leurs antagonistes qui se trouvent, règle générale, en état d'hypertonie.

Comment masser une atrophie musculaire dans la syringomyélie ? Les Suédois sont partisans d'un massage vigoureux avec pétrissage, tapotement et effleurage à travers des habits ou tout au moins d'une couche de vêtements (2). Inutile de dire que nous trouvons ce procédé absurde, d'autant plus qu'après le même auteur : « Chaque muscle ou chaque groupe musculaire doit être massé pour son compte. » Voyez-vous comment c'est facile de masser chaque muscle « pour son compte » à travers la robe d'une dame habillée ou le pantalon d'un client, surtout pendant la saison d'hiver. De même, nous trouvons excessives les ordonnances de la gymnastique suédoise que nous donne Hartelius pour traiter les myélites en général et qui consistent en soulèvement de la poitrine, en traction du membre en haut, en tapotement du dos, etc. (3). Nous sommes plutôt d'avis de notre collègue Dagron qui, en pathologie nerveuse, exige pour masser les muscles en voie d'atrophie des pressions plus fortes sur les corps musculaires « sans aller jusqu'à la douleur ou même

---

(1) Kouindjy : La contracture musculaire et son traitement par le Massage méthodique. Jour. de Phys. 1905.
(2) Wide : Traité de Gymnastique médicale suédoise, page 300.
(3) Hartelius : Traitement des maladies par la gymnastique suédoise, p. 167.

à la pression désagréable (1) ». Nous exigeons un massage sans brutalité, non douloureux, afin de ne pas trop irriter les terminaisons nerveuses. Nous évitons les manœuvres fortes, comme le tapotement, le pincement, la forte percussion et le pétrissage douloureux. Le massage de l'atrophie musculaire dans la syringomyélie doit être accompagné, comme dans le traitement de la grande majorité des affections nerveuses, des mouvements passifs et actifs, des exercices de rééducation et de la mécanothérapie complémentaire, que Leyden et Jacob ont désigné par le terme de « mécanothérapie compassatrice ». Tous ces agents physiques sont destinés à mettre en valeur la tonicité musculaire obtenue par le massage méthodique et à contribuer à activer la force musculaire des muscles atrophiés.

La kinésithérapie dans la dissociation syringomyélique de la sensibilité, trouve également ses indications. « Le massage agit directement sur les nerfs par toutes les manipulations qui le constituent, dit Estradère. L'impression étant reçue, la transmission est immédiatement faite aux centres nerveux. De là résulte la suractivité des fonctions végétatives, des sécrétions de la circulation, de la nutrition, enfin celle des nerfs sensitifs et moteurs (2). » De son côté, notre regretté collègue, le Dr Lagrange explique l'action du mouvement sur la sensibilité de la façon suivante. Cette action se traduit par « une multitude d'impressions partie des muscles et de tous les organes associés à leur travail et qui vont atteindre la cellule sensitive et y provoquer des impressions ». Ces impressions constituent un exercice méthodique de la sensibilité, lequel aurait comme résultat d'atténuer les manifestations extérieures (3). Nous avons rapporté dans un travail sur le massage chez les tabétiques un cas d'anesthésie de la région fessière, cité par Schreiber et guérie par le massage, et un cas de la dissociation de la sensibilité chez un hématomyélique que nous avons soigné avec notre regretté Maître, le Professeur Raymond et où nous avons obtenu le rétablissement complet de la sensibilité à la piqûre et un rétablissement partiel de la thermonesthégie.

La douleur s'atténue très souvent et sous l'influence des manœuvres massothérapiques peut disparaître même tout à fait. L'action anesthésiante du massage contre la douleur est un fait connu depuis longtemps et plusieurs massothérapeutes, comme Estradère, Nordstrom, Lucas-Championnière, Dagron, etc., l'ont

(1) Dagron : La mobilisation en pathologie nerveuse. Congrès de Médecine de Paris 1900.
(2) Estradère : Du massage, son histoire, ses manipulations. 2e Edition 1884.
(3) Fernand Lagrange : Les mouvements méthodiques et la mécanothérapie 1899.

mise bien en relief. Nous nous sommes expliqué longuement sur le même sujet dans notre travail sur les indications du massage métho- dique dans le traitement des névrites (1). D'ailleurs, plusieurs auteurs, entr'autres, Hocmann, Déjérine, Gambault et Philippe, et d'autres, ont signalé l'existence des névrites périphériques dans la syringomyélie, ce qui justifie l'utilité du massage métho- dique contre la douleur des syringomyéliques.

Parmi les troubles trophiques, il en est quelques-uns, qui tirent un grand profit de la kinésithérapie. Les *arthropathies* ont, dans la majorité des cas, une ressemblance parfaite avec les arthropathies tabétiques et prises dès le début, peuvent, sinon guérir, du moins considérablement s'améliorer et éviter de la sorte au malade atteint de la syringomyélie de devenir un impotent. Dans les cas d'*hydar- trose*, il suffit d'ajouter au massage méthodique une compression progressive pour maintenir les effets obtenus par le massage. La mécanothérapie, ainsi que les mouvements passifs, doivent être ré- servés pour plus tard. Dans les arthropathies des syringomyéliques, il faut avoir parfois recours aux appareils orthopédiques amo- vibles, appareils de contention, qui puissent permettre l'interven- tion massothérapique quotidienne ou bi-quotidienne. En cas de *fractures* chez les syringomyéliques, le massage doit être fait dès le début de l'accident et d'une façon continuelle ; car, les manœu- vres massothérapiques sont seules capables de donner ici un cal normal. Abandonnées dans les plâtres, les fractures des syringo- myéliques, comme l'ont démontré Rénon et Heitz, sont difficile- ment consolidées (2). Par le massage méthodique, nous arrivons à transformer la nutrition du cal, nouvellement formé et à con- tribuer ainsi à consolider ces fractures. Dans le *mal perforant* de la syringomyélie, comme dans le mal perforant des tabétiques, nous pouvons, par le massage atténuer la douleur et activer la décongestion du tissu cellulaire inflammé, la cellulite du mal perforant.

La *déviation de la colonne vertébrale*, l'un des symptômes prin- cipaux de la syringomyélie, est classée parmi les troubles tro- phiques et, c'est ici, que nous l'étudierons également. La forme la plus fréquente de ces déviations, c'est la scoliose. Hallion (2) et tout récemment Mario Serena (4) ont démontré que cette dévia- tion siège le plus souvent dans la région dorsale. Nous avons déjà

(1) Kouindjy : Les indications du massage méthodique dans le traitement des névrites et des polynévrites. Rapport au Congrès International de Physio- thérapie de Liège 1905.
(2) Rénon et Heitz Presse Médicale 1902,
(3) Hallion : Des déviations vertébrales névropathiques. Thèse de Paris 1892.
(4) Mario Serena : Histomatologia Schematica delle varie forme di deviagione della colonna vertébrale. Roma 1906.

attiré l'attention plus haut sur l'application de la suspension sur plan incliné (de l'extension) dans la syringomyélie, comme action pathogénique possible. Mais, si nous ne sommes pas tout à fait certains de l'influence de la suspension sur la lésion médullaire elle-même, par contre, nous sommes absolument convaincu de son action sur la déviation rachidienne des syringomyéliques. L'extension des scoliotiques sur une planche inclinée est utilisée couramment en kinésithérapie. Nos syringomyéliques ressentaient toujours un certain bien-être après chaque extension, soit sur la table à inclinaison progressive, soit dans notre fauteuil d'extension à poids variés. L'effet produit par l'extension ou par la suspension oblique s'explique facilement par le redressement de la courbure vertébrale, redressement progressif et proportionnel au nombre des applications. Appliqué dès le début de la déviation, l'extension permet d'obtenir un redressement à peu près complet. Utilisé plus tard, quand la déviation scolio-cyphotique est déjà bien avancée, le redressement du rachis est moins net, le résultat est certainement moins brillant. Néanmoins, par la traction sur la courbure, l'extension oblique arrive à redresser parfois très notablement même cette déviation avancée et le malade se sent de beaucoup soulagé. En dehors de l'extension sur un plan incliné, nous ne conseillons pas de faire dans la syringomyélie le redressement forcé de la déviation de la colonne vertébrale. Un peu de mécanothérapie musculaire pourrait augmenter la force musculaire des muscles du dos. Mais, il faut se méfier des appareils orthopédiques ou plâtrés, dont le but serait de corriger par la force la déviation de la colonne vertébrale des syringomyéliques. Depuis que Berhardt a montré son existence dans la syringomyélie, en 1889, on est à peu près d'accord à considérer la déviation de la colonne vertébrale comme un des symptômes cardinaux de cette affection. Bruhl cite 50 % de déviations rachidiennes chez les syringomyéliques. D'où il résulte, que dans le traitement de la déviation de la colonne vertébrale de la syringomyélie, il faut tenir compte de l'origine centrale de cette déviation et agir toujours avec la plus grande prudence.

Parmi les troubles moteurs de la syringomyélie, la kinésithérapie peut encore être utile contre les paralysies, les contractures, les mouvements choréiques et l'incoordination. On a signalé la présence des signes tabétiques dans la syringomyélie : l'incoordination, le signe de Romberg, etc. Notre regretté Maître, le Professeur Raymond, a publié une remarquable étude sur l'association du tabes avec la syringomyélie (1). On trouve d'un côté les douleurs

(1) Prof. Raymond. Tabès et Syringomyélie. Clinique du système nerveux. 1900

fulgurantes, l'abolition des réflexes, le ptosis, le signe de Romberg, etc., et de l'autre côté, la paralysie motrice, l'amyotrophie progressive, l'anesthésie dissociée et la déviation de la colonne vertébrale. La coexistence de deux affections fut déjà signalée avant par Oppenheim, par Tisenlohr. Celui-ci a rapporté un cas de syringomyélie avec ataxie dans les quatre membres (1). La rééducation des mouvements et de la marche nous donne la possibilité de lutter contre ces troubles moteurs. Il suffit de bien analyser les troubles moteurs et leur appliquer les exercices rééducatifs appropriés.

Nous avons, dans un récent travail sur la rééducation des mouvements par la Méthode de la Salpêtrière (2), décrit en détail les exercices qui composent cette méthode et nous nous dispenserons d'en faire la description ici. D'abord, la place nécessaire nous manque complètement, et, ensuite, nous sommes limité par le temps. Tous les exercices de la méthode rééducative de la Salpêtrière ont pour but de rétablir le mouvement perdu et d'apprendre à notre malade à se servir de l'ensemble de ses aptitudes physique et intellectuelle pour exécuter les exercices indiqués. Par la rééducation, nous devons obtenir que notre syringomyélique puisse utiliser aussi parfaitement que possible toutes les ressources qu'il possède en force musculaire et tonicité nerveuse. Toute intervention de la rééducation motrice se résume donc en application raisonnée des exercices méthodiques de la marche et de différents mouvements. En tout cas, le fait important qui doit être à souligner, c'est l'application précoce de la rééducation des mouvements et de la marche. Associée au massage méthodique et à la suspension oblique, la rééducation des mouvements nous a permis d'obtenir la restauration de la marche chez un jeune syringomyélique en peu de temps. Chez un syringomyélique, âgé de 50 ans, nous avons obtenu par la même association de la rééducation, de l'extension et du massage, une marche plus facile, plus aisée et des mouvements des bras plus étendus. Ainsi, au début du traitement, ce malade eut la peine de mettre sa main gauche sur son front. Quant au bras droit, il l'écarta à peine de son corps. Au bout d'un mois et demi de traitement, notre malade put déjà lever son bras gauche verticalement et leva sa main droite au-dessus de la tête. Il commença à se lever facilement de sa chaise, du petit banc et monta l'escalier sans tenir les rampes.

De tout ce qui précède, il résulte que la kinésithérapie est en

(1) Tisenlohr. cité par le Prof. Raymond Clinique 1900 p. 308.
(2) Dr P. Kouindjy. La Rééducation des mouvements par la Méthode de la Salpêtrière. Journal de Physiothérapie. Mars 1910.

mesure de rendre de très grands services dans le traitement de la syringomyélie. Peut-elle la guérir complètement? Il nous est difficile de donner à présent une réponse même approximative à cette question. D'abord, il y a peu d'années que nous avons utilisé les différents agents physiques formant la kinésithérapie pour traiter la syringomyélie, affection dont l'étude détaillée est relativement d'époque récente. Ensuite, il faudra un nombre plus grand des applications kinésithérapiques pour pouvoir tirer une conclusion définitive. Mais, si nous voulons considérer la durée même de l'affection que nous étudions en ce moment, nous pouvons affirmer qu'il est hors de doute, que si la kinésithérapie n'arrive pas à influencer directement la lésion médullaire elle-même, elle est au moins dans la possibilité d'atténuer les effets de cette lésion et d'améliorer une grande partie des symptômes de la syringomyélie. Les neurologistes rapportent des cas de syringomyélie ayant une durée de 20, 30 et 40 années. Il est certain que, dans ces cas chroniques, quels que soient les effets du massage ou de la rééducation sur la marche progressive du gliome ou de l'épendymite, les malades tireront le plus grand profit de leur action directe sur les symptômes de la syringomyélie, d'autant plus que les formes latentes, frustes et chroniques, ne sont pas très rares dans la syringomyélie. Réunis à la radiothérapie, qui a pour but de modifier la structure même de la lésion médullaire, le massage méthodique et la rééducation deviennent les agents thérapeutiques indispensables non seulement pour mettre en évidence la modification obtenue, mais, aussi pour activer cette modification de la lésion. Ils agissent, par conséquent, comme moyens thérapeutiques directs et comme complément à la radiothérapie. Il en résulte que, devant une affection à marche chronique, comme la syringomyélie avec une symptomatologie, apte à tirer un avantage indiscutable de la kinésithérapie, tout neurologiste ne doit pas hésiter un seul instant de faire usage du massage méthodique, de la suspension, de l'extension, de la gymnastique et de la rééducation des mouvements, quelle que soit la conception, qu'il a de l'évolution de la lésion médullaire après les connaissances anatomo-pathologiques actuelles. On peut avoir des rémissions et, par conséquent, des améliorations durables. La syringomyélie a beaucoup d'analogie avec le tabes dorsalis. Nous avons cité quelques cas d'association de ces deux affections de la moelle épinière. Or, nous pouvons affirmer, en ce qui concerne les tabétiques, que le massage méthodique, l'extension et la rééducation des mouvements nous ont permis d'obtenir un rétablissement à peu près complet de la marche et des mouvements de ces malades, amélioration qui, dans beaucoup de cas, dure 5, 8, 10 et 12 ans. Ces tabétiques ont repris leurs occupations et, qu'on me permette l'expression, se soucient peu de l'état anatomo-pathologique de leurs lésions médullaires. Ils se considèrent comme guéris et viennent nous voir de temps en temps à la Rééducation. De cette manière, nous pouvons les suivre de près et voir combien peut durer la guérison obtenue. Les quelques cas de syringomyélie que nous avons eu à soigner par la kinésithérapie, nous montrent que nous pouvons y compter également sur des améliorations prolongées, à la condition que le traitement soit appliqué avec une méthode et pendant un temps assez long. Mieux vaut espacer les périodes d'application que de faire des séances fréquentes et d'une courte durée.

Parmi les contre-indications, nous pouvons signaler d'abord la contre-indication d'intervention kinésithérapique dans la syringomyélie bulbo-protubérantielle et bulbo-médullaire, tant que les phénomènes bulbaires n'ont pas rétrocédés ; la contre-indication de la kinésithérapie dans la syringomyélie aiguë et subaiguë, dans les syringomyélies d'origine tuberculeuse et cancéreuse avec marche rapide dans la syringomyélie combinée avec l'hydrocéphalie, avec méningite aiguë et dans la dernière période de la maladie où l'état du malade se complique des troubles graves oculaires, des troubles de l'ouïe, des troubles sphinctériens et des troubles intellectuels. Dans tous ces cas, la kinésithérapie est de peu d'utilité et mieux vaut laisser le malade que d'essayer de réveiller chez lui la fonction normale de ses membres. On pourrait toutefois faire de temps en temps l'extension sur le plan incliné, à condition, que ces séances de suspension oblique ne fatiguent pas le malade.

Deux mots pour finir. Le traitement kinésithérapique dont nous venons d'esquisser les indications dans le traitement de la syringomyélie peut s'appliquer à d'autres affections de la moelle épinière comme l'hématomyélie, l'hydromyélie, les myélites lacuniaires, myélite traumatique, myélite hémorragique, affections qui ont une grande analogie avec la syringomyélie et qui en diffèrent très peu par leur symptomatologie et la durée de leur évolution. La kinésithérapie, dans toutes ces maladies, peut rendre le même service que dans la syringomyélie. Dans quelques cas, ces pseudo-syringomyélies peuvent tirer de la kinésithérapie un profit plus grand que la syringomyélie elle-même.

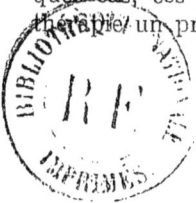

www.ingramcontent.com/pod-product-compliance
Lightning Source LLC
Chambersburg PA
CBHW032301210326
41520CB00048B/5780